谈医疗与保健

序言

笔者在1984年学了气功，并开始阅读、收集一些有关医疗与保健的书籍、资料。1985年，买了一本针灸学的书。1992年，接触到312经络鍛煉法 。2013年，八月，学习了原始点医学。2016年十二月，看到Jason Fung医生有关减肥及节食的书；Mark Hyman医生有关医治糖尿病及减肥的书， Steven Masley医生有关医治心血管病的书及杨牧谷牧师有关癌症的书。

本书讨论了现代的医疗，中医、西医、原始点医学、和糖尿病、心血管病等慢性病的新医疗法。同时，笔者也将读其他医疗/保健书籍的心得，与读者分享(见第四章)。

糖尿病、心脏病、癌症等慢性病是目前世界上许多人的问题，目前的医疗是靠吃药、动手术。Fung医生， Hyman医生，和Masley医生指出目前的医疗与研究脱了节。他们指出这些病症的真正原因及简单的治疗、预防方法，见第二章。是难得看到的好资料。

原始点医学是从医病中得到的宝贵经验。基本上，它是中医的突破与改进。笔者将学习原始点医学的心得在本书与读者分享(见第三章)。

健康不只是身体的健康，我们还要注意精神上的健康。每个人都需要学习这方面的知识，单靠医生有时是不够的。

笔者不是学医的，但是对于医疗保健的知识也很有兴趣。本书写的是一位医学的门外汉对医疗保健的认识。如有错误，还请指教。

俞其良　　　　　　　　　　　2016年，六月二十日

修改日期: 3/15/2017。

注:

1. 本書的國際書號為 ISBN-13: 978-1530820535, ISBN-10: 1530820537。
2. 本書有版權的保護。
3. 十字架書局(Ten Books, Inc.)為本書的擁有者及發行人。
4. 如有任何意見，請用電子郵件寄到下面的網址：
feiyu.gospel@gmail.com
5. 本书没有索引。读者可用目录代之。
6. 方括号，[…]，是用來解釋參考資料的來源或笔者的解释。
普通的括号, (…),是用來解釋之用。

申明

书中的评论是笔者自己的看法。选择那一种医疗、保健方
法是每一位读者自己的选择。用了本书的方法，如有任何损失
，笔者和十字架書局不能负责。

作者简介

俞其良有东海大学的学士学位(臺湾省，中国；1966)，美国麻州
大学的硕士学位(1969)，及美国德州大学的博士学位(1975)；读
的都是化学工程。2013年八月，他在美国德州休士顿学了原始
点医学。

笔者将本书献给妻子琪珊，家人: 志群、Mary， 凯明、凯雄；
志国、Rachel， 凯贤、凯慧。

目录

序言、申明

第一章 医疗与保健

I. 人生最重要的是什么?

有人认为金钱是人生最重要的东西,有人认为事业、地位非常重要,还有人认为学业、家庭、朋友、爱情、关怀、快乐非常重要。

对一个生病的人來说,健康无病是最重要的。对一个快死的人來说,生命是最重要的。如果没有生命,没有一件事是重要的。如果没有健康,我们什么事都无法去完成。如此看來,生命与健康是我们人生中最重要、最基本的需要。

我们病了,需要医疗來恢复健康。没病时,我们需要保健來预防生病,保持健康。因此,医疗和保健对我们是十分重要的。二者的目的是在延长我们的寿命。

注: 健康的定义,见第四章第III节。

II. 一般人对医疗与保健的态度

一般來说,小孩和年青人不会把医疗/保健放在心上。成年人随着年龄的增长,很多人会开始注意保健,因为怕生病。有些人开始运动,有些人开始注意饮食。大部份人是依靠体检及医生的指导來医疗/保健,也有人会问东问西,希望能得到一个医疗/保健的方法。还有些人,花时间看书、听演讲,希望能对医疗/保健有更多的认识。

III. 学习医疗与保健的重要

我们会遇到的病,有些已经有很多资料可以让我们自己学习了解如何处理,例如糖尿病。再加上医生的指导,这种病对我们的危害将大大地降低。有些病，到目前还是不十分了解，例如癌症。我们只能依靠医生/专家的指导來医疗和保健。

IV. 现代的医疗

医疗的目的是医病。笔者接触到的现代医疗主要是西医、中医、及原始点医学。原始点医学基本上是中医的突破与改进。所以二者在医病方法上有点类似，但与西医完全不同。

西医医病着重于医疗疼痛处或医生认为有病的部位，而忽略了病痛常常是全身运作失调引起的。医生会用验血、扫描、或其他仪器的检验来诊断病情。医生决定应该如何治疗病人。治疗的方法多半是吃药、打针、开刀。

中医医病着重于医生对病人身体状况的了解 (望、闻、问、切)，即诊断。然后选用针刺、温炙、中药來治病(一针、二炙、三用药)。医生决定应该如何治疗病人。

原始点医学认为所有的病痛都是身体受伤和身体热能(体力)不足导致的。体伤可用按推原始点來诊断病情和医疗。它需要按推者和病人共同努力才能完成。原始点有固定的位置。它与疼痛处或患病的部位通常是不在同一个地方。原始点医学的另外二个工具是用内、外热源，如服用姜汤、用电毯温敷原始点，用來治病或提高身体的热能。它们可以用來医疗和保健，但是效果较慢。原始点医学医病还有其他的讲究及范围，见第三章。

三种医疗，一般人会选择西医，因为认为它比较可靠/科学/普遍。笔者认为三种医疗，都有它们的长处与短处。

西医的治病，比较複杂。医生会依病情的需要，量血压、验血、照X光等來了解病人身体的状况然后诊断治疗。西医的一些缺点: 1. 西医的治疗偏重于吃药。有些药会有副作用。2. 西医的治疗疼痛都在疼痛处下手，常常治不好。原始点医学认为应该从相对的原始点治疗比较有效。3. 西医也没有体寒(身体热能不足)的概念,所以常用冰敷。原始点医学认为温敷比较有效。

中医治病的问题是它的诊断工具,有些是有问题的,如把脉。它的辨症也有问题,例如它不知道人没有热体[1, 2]。它的诊断理论不易了解,也不好应用,容易出错。至于治疗,它的针刺穴位,在选择穴位及疗效上都有问题,不是十分有效,不能立即治病。温炙在选择位置上也有问题。再者,它能处理的面积也很小,有效律较低。因为诊断错误,所以往往还会开错药。[2]

原始点医学,可贵的地方在它找到了各种病痛应该处理的地方。对治疗疼痛有速效。它还对中风、心臟病急救提供了有效的处理方法。但是它的医疗方法过于简单,无法查出身上的毛病找出生病的原因,也无法处理人体较複杂的病症。

人的病,有80-90%都是轻症,就是是容易治疗的病,只有10-20%是难治之病[1, 2]。

V. 西医的新发展

西医在最近十年來,有新的发展,对于慢性病,如糖尿病、心血管病、癌症等都有新的了解和治疗,可以说找到了生病的原因。医治效果很好,费用也不高。这是个好消息,只是这种新的医疗尚未被医学界广范地採用,但是笔者预料它迟早会被接受。今后会有更多的人用它获得健康,医疗费用也会降低。详情见第二章。

VI. 保健

保健是用來保持健康,不生病,是每个人自己要做的事。保健要注意身体和精神方面的保健。身体方面的保健包括注意自己的食、衣、住、行及运动。精神方面的保健包括心情的开朗与平静。

VII. 结论

保健可以预防生病，做的好就不容易生病。生病了，就要靠医疗来恢复健康。医疗和保健对我们的健康都是很重要的。

现代的医疗，中、西医及原始点医学，各有千秋。一般來说原始点医学过于简单，很多身体的病，它无法查出。西医比较複杂，检查、方法都比较详细。医疗费用以原始点医学最低，中、西医较高。

可贵的是西医在最近十年來，有新的发展，对于慢性病，如糖尿病、心血管病、癌症等都有新的了解和治疗。笔者预料今后会有更多的人用这新方法获得健康。医疗费用也会降低。

我们应当儘量学习医疗和保健的知识來维护增进我们的健康。

参考资料：

1. 原始点网站: www.cch-foundation.org; 原始点教学-原始点医学讲座影片。2015年12月马來西亚演讲；东莞演讲；温哥华演讲。

2. 原始点医学，财团法人張釗漢原始点醫療基金会出版，2013年，8月1日，第10.1版，论中医，p. 35-37。

第二章 二十一世纪慢性病的医疗

糖尿病，心臟病，和癌症等是二十一世纪最普通的慢性病。这一章，我们要看一下对这些慢性病一些较新的研究结果和医疗方法。我们还会发现有些现在的医疗与研究结果已经脱节了。

I. 糖尿病

I.1 糖尿病的简介

我们吃入身体的醣份会由胰臟分泌的胰岛素将它送到细胞/肌肉作燃料。如有多余，身体会将它存在肝臟，随时取用。再有多余的，身体会借胰岛素将它变成不能随时取用的脂肪，大部份存在腹部。胰臟会分泌足够的胰岛素来维持血液中醣的份量。

糖尿病是因为体内的胰岛素失调(身体无法有效地使用胰岛素或胰岛素分泌不足)，以致血液中的醣份过高。一般症状为口乾/尿多、易饿、体重减轻、疲倦、视觉模糊、伤口不易瘉合。

糖尿病基本上有二种:
第一类糖尿病是胰臟失去了分泌的胰岛素的功能。这类病人必需依靠注射胰岛素来控制血中的醣份。
第二类糖尿病是身体失去了有效地使用胰岛素的能力(抗拒体内分泌的胰岛素(insulin resistance))或胰臟不能分泌足够的胰岛素。这类病人必需依靠吃药或注射胰岛素来控制血中的醣份。大部份的糖尿病病人是第二类。

第二类的糖尿病很容易被忽略，因为病情进展的很慢。但是它常常会伤害心臟/血管、四肢的神经/四肢、肾臟、眼、听觉、皮肤、记忆。

糖尿病的病因为身体过重、少运动、遗传、种族、年龄、长期吃高醣份的食物等。很多人都会得到这种病。

I.2 怎样才算有糖尿病

目前，有无糖尿病可以由检测血糖的高低来知道。常用的血糖检测有下列三种:

1. 空腹血糖: 即早上起床后，未吃东西前所量的血糖值。
2. 饭后血糖: 即饭后二小时所量的血糖值。

3. A1C: 即三个月的平均血糖值。

前二种血糖值是用普通血糖测量表检测。A1C则是用另一种血糖测量表检测。

美国糖尿病协会(American Diabetes Association (ADA))认为空腹血糖值超过126 mg/dL (毫克/十分之一公升)，就表示有糖尿病。他们认为糖尿病患者应该控制空腹血糖值不要超过130，饭后血糖值不要超过180。美国临床内分泌学家协会 (American Association of Clinical Endocrinologists) 认为糖尿病患者应该控制血糖值不要超过140，以免受到伤害。

饭后血糖值还可以用來检查我们对某种食物的血糖反应。

空腹血糖和饭后血糖只检查我们在某一时刻的血糖，但是A1C则是检查我们三个月血糖的平均值。一般说來，如果A1C高于6.5便是有糖尿病。

I.3 目前糖尿病的医疗

糖尿病是可以控制的，目前最主要的方法是靠吃药、注射胰岛素和控制饮食(控制醣份的摄取)。控制饮食是预防性的。

食物中的主要营养成份为脂肪(fat)、醣份(carbohydrate)、和蛋白质(protein)。其中只有醣份会影响血糖值。所以糖尿病患者要密切注意食物中醣份的含量。

在美国，许多食物的营养成份都会印在食物的标签营养报导(Nutrition Facts)上，见下图及下面的解释。

Nutrition Facts
Serving Size 1.25 Cup (286g)
Servings Per Container 5

Amount Per Serving	
Calories 310	Calories from Fat 110
	%Daily Value*
Total Fat 12g	**18%**
Saturated Fat 4g	**20%**
Trans Fat 0g	
Polyunsaturated Fat 1g	
Monounsaturated Fat 5g	
Cholesterol 20mg	**7%**
Sodium 290mg	**12%**
Potassium 780mg	**22%**
Total Carbohydrate 36g	**12%**
Dietary Fiber 12g	**48%**
Sugars 6g	
Protein 17g	
Vitamin A 20%	• Vitamin C 80%
Calcium 20%	• Iron 20%
Vitamin E 8%	• Vitamin K 110%
Thiamin 25%	• Riboflavin 20%

营养报导的第一部份报导该报导是按多少食物的份量(serving)报导(1.25 cup)及所买的食物含有多少报导的份量(5x1.25 cups)。第二部份报导该份量的热能(卡路里，calories) (310 calories)。第三部份报导该份量中脂肪(12g)、醣份(36g)、和蛋白质(17g)的量。醣份之下还会报导纤维(12g)和糖(6g)的份量。纤维不会影响血糖值，所以糖尿病患者在计算食物中的醣份时，应除去纤维的含量。[g=公克]

有些食物没有营养报导的标签，如水果、肉、蔬菜等，但是它们的营养报导可在网站上查到，如 https://www.caloriecount.com。

食物中醣份较高的是米饭、麵包、马铃薯(土豆)、玉米、甜点、糖果、汽水、菓汁，水果(蜜枣、葡萄、芒果、香蕉等)等等。食物中醣份较低的是各种坚果、蔬菜、水果(酪梨、奇异果、草莓、木瓜、西瓜等) 等等。豆子的醣份较高，但有很多是纤维，所以也是糖尿病患者可以吃的食物。肉类没有醣份，只有脂肪和蛋白质。

糖尿病患者如果想吃醣份较高的食物也是可以的，只是份量要少些。糖尿病患者还可以用其他低醣份的材料来做食物，如用豆粉/椰子粉来做麵包、松饼等。

除了注意吃的东西，糖尿病患者还要作适当的运动来改进健康。

至于如何控制血糖的详情，读者可看一本容易读的书，来了解: 60 Ways to Lower Your Blood Sugar; 作者: Dennis Pollock; 出版公司: Harvest House Publishers, 2013年出版。

如果要增加或减少体重，则要注意食物热能的摄取。在网站上可以找了一个人每天应摄取多少热能的资料，如 http://www.calculator.net/calorie-calculator.html。

I.4 糖尿病的新认识与医疗

2008年，22位从美国内分泌学院(American College of Endocrinology)和美国临床内分泌学家协会(American Association of Clinical Endocrinologists)来的专家审查了一些从早期及后期糖尿病患收集的资料，他们发现目前对这些病患的诊断不能反应他们得其他慢性病症的危险性(如心臟病、癌症、痴呆症、中风、肾臟病、神经损伤)。他们发现我们的血糖即使低于糖尿病的诊断数据也会得这些病。[4]

1977年美国国会(McGovern Project) 开始提倡吃低脂食物(减少饱合的动物脂肪)来预防心臟病。但是后来美国人吃的食物变成高淀粉和糖，用较多的豆油及人造奶油，还有美国人开始吃处理过的食物和快殡店的食物。从1976年到2012年，发现美国人的肥胖程度(体重指数(BMI)>30)，男人从12.7%增到33.9%，女人从17.0%增到36.6%。而且肥胖增长的程度出现在各个不同的年龄中。第二类的糖尿病也由每一百人有2.8人(1980年)增到6.4人(2014年)。[5]目前发现饱和脂肪可以略为提高HDL，有些饱和脂肪是好的(如椰子油、黑巧克力)，有些是不好的(如非有机的肥肉、乳制品)。吃饱和脂肪的要诀是不要过量。[7]

最近医学上最大的发现是体内失去控制的发炎是生慢性病(如心臟病、肥胖、糖尿病、癌症、痴呆症、忧郁)的根本原因。这种发炎会造成胰岛素失调，而胰岛素失调又会造成更多的体内发炎，形成恶性循环。这种发炎的原因是我们吃了不好的食物(如糖、处理过的食物、反式脂肪(trans fat)、omega-6脂肪(如豆油、玉米油)、人造甜味剂、过敏的食物、腹中的坏细菌、长期的感染、心中的压力、环境中的毒物、缺乏运动。[6]

I.4.1 Jason Fung 医生 [1, 2, 3]

2005年左右，美国医学界有许多文章发表，说到低糖食物比一般医生建议的低脂食物更能减肥，而且还可以减低血糖、血压、胆固醇。在加拿大多伦多的一位肾臟科医生，Jason Fung，开始进一步地研究糖尿病。他发现目前医治第二类糖尿病的方法，依靠药物增加体内的胰岛素来降低血糖，是错误的，因为第二类糖尿病的根本问题是身体的胰岛素过多，身体无法用它来控制血糖。第二类的糖尿病事实上是胰岛素(贺尔蒙)失调。他发现可以靠吃低糖食物、高脂食物、和禁食来医治，单靠药治疗不但无用，而且还会增加病人的体重。禁食的好处在可以减肥，使身体更健康。另外，他发现糖尿病是可以治好的，而非无法医治的病。后来，他成立了诊所，用他的方法(Intensive Dietary Management(IDM) Program)医治糖尿病。

2016年，Fung医生写了两本书。第一本书是'肥胖的祕密: 减肥的祕密'(The Obesity Code: Unlocking the secret of weight loss)[1]。这本书解释了他对肥胖的研究及医疗的方法(也可以用来医疗第二类糖尿病)。第二本书是'禁食指南: 用间歇, 隔天, 和长期的禁食来医疗身体'(The Complete Guide to Fasting: Heal your body through intermittent, alternate-day, and extended fasting)[2]。这本书还有另外一位作者, Jimmy Moore。这本书介绍如何禁食。

在纲站上还可以看到许多对Fung医生的访问。[3] Fung医生对糖尿病的医疗，讲了一个很有趣的话。他说十九、二十世纪，

人类在医疗细菌、病毒感染的病时，发现有些药很有效。所以对于糖尿病，人也想用药來医，但是效果不好。这是因为糖尿病不是因细菌、病毒感染而产生的病，而是因内分泌失调而产生的病。现在已发现调理身体比用药有效。

1.4.2 Mark Hyman 医生 [4][6]

2014年二月，Mark Hyman医生出版了一本书，书名是'糖尿的解救方法 - 十天就能解毒的食物'(The Blood Sugar Solution, 10-Day Detox Diet)。[4]他认为糖尿病的根本问题是在我们吃的食物，糖。我们吃的糖，可以算是一种毒品，因为它对身体有害，而且还会上瘾。吃了糖，我们的身体会分泌更多的胰岛素将糖运送到细胞，再送到肝臟成为脂肪，最后送到肚子成为脂肪。还有我们吃的糖会压抑体内肥细胞发出的信号(leptin)，使我们不觉得饱，反而觉得饿，因此我们会不停地去找东西吃。糖对我们的吸引力(上瘾的程度)比可卡因(cocaine)还高上八倍。在这本书之前，在2012年二月，他还出版了一本书与本书类似的书，书名是'糖尿的解救方法'(The Blood Sugar Solution)[6]。

在Hyman医生2012年的书中，他提到一个新的病名: 肥胖病(diabesity)。这个病名的英文字是由糖尿病(diabetes)和肥胖(obesity)两个字来的。它是指一切由血糖和胰岛素失调引起的病症。Hyman医生说这个病是二十一世纪最严重的慢性病，它包括了糖尿病、心臟病、中风、痴呆症、癌症、肝功能衰竭、忧郁症、神精受损、失明、肾臟功能衰竭、肥胖。这本书提出七个要点(增加营养、调节荷尔蒙、减少体内的发炎、改进消化、、儘量解毒、增强能量的新陈代谢、安抚心思)及六星期的生活规划來医治肥胖病。书中还提到不要吃的太饱是长寿之道。[6]

在Hyman医生2014年的书中，他设计了一套十天的去毒生活规划來帮助肥胖病患者恢复健康，在短短的十天内，就可以看到效果。他的目的在: 1. 减少胰岛素过度的分泌(减肥); 2. 增进细胞对胰岛素的敏感度 (减少胰岛素的需要量); 3. 减少皮质醇(cortisol)的分泌(一种生活压力激素，使人想吃糖、体重增加、不能思考)

; 4. 降低胃分泌的食慾激素(ghrelin); 5. 增加脑部对肥细胞发出信号(leptin)的敏感度; 6. 增加吃饱的感觉; 7. 增加脑部对吃真食物的快感(增加 dopamine); 8. 增加对吃真食物的味觉; 9. 减低体内的发炎(这是体重增加和慢性病的根本原因); 10. 增加身体去毒的能力。Hyman医生希望他的去毒生活规画能帮助我们长期地控制我们的体重及身体健康。经过这十天的去毒生活规画我们可以学到: 1. 除掉对有糖及处理过食物的食慾; 2. 帮助身体去毒; 3. 清理消化系统; 4. 运动身体，增进新陈代谢; 5. 改进对身体健康的想法和态度; 6. 注意身体的改变及如何保持健康; 7. 用简单的呼吸和轻松法安定心思; 8. 设计健康的生活; 9. 记录身体的变化; 10. 与其他的人交换经验，彼此支持。[4]

Hyman医生十天去毒生活规划的实际方案有下列几点:

1. 选择食物:

他建议我们不要或少吃下列食物: 任何有糖的食物，所有的谷类／淀粉(因为它就是糖)、不吃面筋(gluten)、乳制品(因为它们会使我们身体发炎、血糖增高、体重增加)、加工过的食物(因为它有许多糖、防腐剂、化学品)、加工过的植物油(除了橄榄油，椰子油)(因为它有会使我们身体发炎的omega-6脂肪)、酒(因为它与糖是一类的)、 有咖啡因(caffeine)的饮料(因为它会使我们血糖增高、增加饥饿感)。[4]

我们应该吃下列有益的食物:

1) 能帮助身体排毒的食物: 食物有丰富的维他命B, A, 和C，抗氧化物，和植物营养素(phytonutrients)可以帮助身体排毒，如白菜、西兰花、球芽甘蓝、包心菜、花椰菜、洋葱、辣椒、大蒜、生姜、香菜、柠檬、海产植物、蛋。

2) 能预防身体内部发炎的食物: 身体内部的发炎，不一定有痛的感觉。这些食物有丰富的omega-3脂肪，如鲑鱼、 omega-3蛋、草饲牛肉、奇亚籽(chia seeds)、大麻籽(hemp seeds) 、亚麻籽(flax seeds)、核桃、姜黄(turmeric)、兰莓、绿叶蔬菜 、特级初榨橄榄油、其他坚果、鳄梨(avocado)、高品质蛋白质如走路(有机)鸡、野生鱼、豆腐。

3) 能改善肠道功能的食物: 这些食物有丰富的维生素和矿物质，如南瓜子和白菜(高锌含量)，芝麻菜(arugula)、羽衣甘蓝(kale)、蕃茄、胡萝卜(高维生素A)，鸡肉、火鸡肉、鲑鱼、洋葱、荷兰芹、和益生菌(probiotics)(有氨基酸及抗氧化物，可修复肠道)。
4) 能平衡血糖的食物: 蛋白质是平衡血糖最重要的功能。午飱和晚飱最好都能吃点有机的腹肉，外加蔬菜。坚果及籽仁是很好的植物性蛋白质；它们还含有脂肪、纤维、矿物质(如镁和锌)。另外，豆腐和豆鼓也可吃；它们的血糖生成指数(glycemic index)较低。
2. 运动: 运动不是减肥的方法，因为需要长时间的运动才能抵消吃的能量，譬如说吃一顿特大的快飱，要每天走四英里的路走一星期才能抵消吃进去的能量。但是运动可以降低和调节食慾，降低皮质醇(cortisol)的分泌，降低身体内的发炎，幇助睡眠，幇助便祕，是最好、不需吃药控制情绪的方法，还能改善体力、提高自信心。
3. 营养补充品: 营养补充品指的是维他命和矿物质。很多人不了解它们，因为它们的好与坏有很多不同的报导。爭实上，它们是我们生存与健康的必需品。它们的功用在幇助我们身体的各种化学反应，如新陈代谢、燃烧能源等。这些化学反应需要催化剂，而营养补充品就是这些催化剂的幇手。Hyman医生建议服用多种维他命、鱼肝油(含EPA/DHA)、维他命D3、纤维、肉桂、绿茶、铬、锌、镁、α硫辛酸(alpha lipoic acid)。
4. 补充水分: 喝水可以幇助我们减肥、排毒(经大、小便)、增加体力。建议每天喝八杯水。有报告说饭前喝兩杯水可以减肥。
5. 松弛: 心情紧张、生活压力太大会增加身体的胰岛素、免疫系统分泌失调 (体内发炎)
、皮质醇(cortisol)增加、增加食慾(对糖及碳水化合物)；结果导致体重增加、身体发炎。所以我们要学习松弛身心。Hyman医生用的兩个方法是睡前洗澡(20-30分钟)及作五分钟的深呼吸。
6. 有规律的生活: 它能幇助我们增加体力、睡得好、减轻体重等等。
7. 足够的睡眠(7-8小时): 睡眠不足会产生许多病症，包括肥胖、食慾激素增加(ghrelin)、控制食慾激素减低(leptin)等。睡眠是最好控制食慾的方法，尤其在控制有糖的食物上。每天最好要有8小时的睡眠。
8. 日记: 将自己的经验及感觉记下来，可以减轻我们的压力，幇助我们保持健康。这对我们保持健康也是一个重要的步骤。[4]

2016年二月，Mark Hyman医生还出版了一本书，书名是'吃脂肪，可以减肥'(Eat Fat, Get Thin)。书中介绍如何吃好的脂肪减肥。他设计了21天的饮食计画，来帮助我们走上健康的道路。[7]

II. 心血管病症的新认识与医疗 [8]

心臟病、中风、突然死亡是因为血管阻塞/破裂引起的，都是心血管的病。心臟病是发生在心臟附近的血管，中风是发生在脑部附近的血管。目前的医疗着重于用药来降低病人的胆固醇或/和血压。2014年，二月，Steven Masley 医生出版了一本书，书名是'三十天的心臟调理' (The 30-Day Heart Tune-up)。书中提到心血管病症的新认识与医疗。下列几点将在此讨论: [8]

II.1 心血管病症 [8]

事实上80%的心臟病、中风、或突然死亡的血管阻塞是因为血管内一些软的斑块(soft plaque)爆裂时发放的发炎化学物造成的。吃降胆固醇的药并不能预防这些病的发生。这些在血管内的软斑块与我们吃的食物有很大的关系。还有20%死于心血管病症的人，他们的胆固醇报告是正常的。

心臟病的前兆是心绞痛(angina)，即感到胸闷(不一定痛)、气短、颈或手臂不适(有些人只有下巴、颈或手臂不适，没有胸痛)、恶心、出汗、头晕、疲倦。如果这种症状继续30分钟，便是心臟病，会突然死亡或心臟受损。所以心绞痛发生几分钟内就应打911求救。

中风的前兆是脑部短暂性缺血(transient ischemic attack (TIA))，症状为身体一边麻木或无力、失去视觉或讲话的能力、身体无法平衡。这种征状有时只有几分钟，有时会在24小时内消失。这种症状发生了一次，很可能会再发生。需要检查(如扫描)，方知身体有无受损。

II.2 胆固醇的种类 [8]

胆固醇基本上有四种: 人体内的胆固醇基本上是肝臟在我们睡觉时制造的。

1) 低密度脂蛋白(low-density lipoprotein, LDL): 它基本上是脂肪和蛋白质的混合物。正常的LDL体积较大，它的功用在将营养带给细胞。但是如果我们吃了不好的食物或缺少运动时，较小较重的LDL会在体内产生，它会在血管中形成不好的斑块(plaque)。它在血液中正常含量应少于100 mg/dL (毫克/十分之一公升)。

2) 甘油三酯 (triglycerides): 它基本上是小脂肪顆粒，跟着LDL在血液中流动。当我们身体糖分高时，肝臟会造出更多的甘油三酯。它也会在血管中形成不好的斑块。它在血液中正常含量应少于90 mg/dL，不要高于150 mg/dL。

3) 高密度脂蛋白(high-density lipoprotein, HDL): 它是好胆固醇 。它的功用在清除不好的LDL及甘油三酯。它在血液中正常含量应高于40-55 mg/dL(男)，50-65 mg/dL(女)。HDL也有两种 ，HDL2是正常的，HDL3是不正常的，较小，喝酒过多时会产生。

4) 脂蛋白a(lipoprotein(a), LP(a)或LPA): 这是一种不正常的胆固醇，很小，很容易在血管中形成不好的斑块。不幸的是它无法靠改变生活而有所变动。

除了LPA，其他的胆固醇，我们都可以靠改变生活來改进。我们要的是较多的HDL2，松大的LDL，和正常的LPA。我们可以靠减少饮酒、吃正确的食物、多运动來达到这个目的。

II.3 心血管病症的危险因素 [8]

传统心血管病症的危险因素是胆固醇、血糖、血压、吸烟、及家中的遗传。Masley医生建议还要注意以下几点:

1) 代谢综合症(metabolic syndrome)及高血糖: Masley医生认为心血管的病，最大的病因是新陈代谢出了问题及血糖太高，而不是胆固醇，因为这两个问题会造成坏胆固醇的形成、体内发炎、和高血压。好消息是这种毛病好好调理，两个星期就能得到改善。

代谢综合症可以检查下列五个项目來决定: 1. 腰围:大于 40英吋(男)，35英吋(女); 2. 空腹血糖大于100 mg/dL; 3. 血压大于130/85 mmhg; 4. HDL低于40 mg/dL(男)，50 mg/dL(女); 5. C反应蛋白(Creactive protein (hs-CRP))大于1.0mg/L，尤其是大于3.0 mg/L。如果以上五项有三项超标，就是有病。

2) 要了解血液中各种胆固醇份量，以便改进。

3) 肥胖: 它会增加血糖、体内的发炎、和血管内斑块的形成。一般体重指数(BMI)大于30，就算是肥胖了。

4) 运动: 一般没有运动的定义是指一个人一天适当的运动少于30分钟。运动的好处在可以降价低血管内斑块的形成、减肥、减低血压和血糖、还可以治忧郁症。Masley医生认为真正的有氧运动(true aerobic exercise)，心跳应比平常高，至少做20-30分钟。心跳与平时一样的运动，效果不好。除此之外，还要做些运动来增加身体的肌肉和拉筋。书中有详细的介绍。

5) 体内的发炎: 它会加速血管内斑块的形成。体内的发炎如在关节，就会有关节炎；如在肺部，就会气喘；如在头部，就会有痴呆症；如在血管，就会有心血管的病。

Masley医生提到如果一个人传统心血管的危险因素有两项以上，犯病率会比没有的高出五倍。所以，要小心。

II.4 Masley医生的诊断 [8]

Masley医生认为要了解一个人的心血管状况，最有效的方法是用超音波量颈部血管内斑块的厚度(carotid intimal medical thickness testing (carotid IMT))。这是一个安全的检查，只需10-12分钟即可做完。除此以外，还可以用下列的方法来了解血管内斑块的情况: 检查有氧运动(aerobic fitness)；吃纤维的量；每周吃鱼的次数；收缩血压值(systolic blood pressure)；総胆固醇/HDL的比例 ；身体的脂肪。书中有更多的讲解。其中血压值是大多数人都熟悉的。普通量血压会量两个值，以x1/x2表示。x1就是收缩血压值，x2是舒张血压值(diastolic blood pressure)。年青的心血管，休息时的血压值应小于120/80。剧烈运动后，x1可上升到150-170; x2会下降10-20。一个上了年纪或有压力的心血管，休息时的血压值会在120/80到140/90之间。剧烈运动后，x1可上升到150-180/200; x2会上升5-9。一个衰老或有病的心血管，休息时的血压值会在140/90以上。剧烈运动后，x1可上升到150-180/200+; x2 会上升最少10。

II.5 Masley医生的心臟调理法 [8]

Masley医生提出了一个30天的心臟调理方法，來缩减血管内的斑块，改进血液循環，及加强心跳的功能。他用的方法是: 1) 食疗; 2) 运动; 3) 情绪压力的舒解; 4) 补助营养品。食疗方面，Masley医生主张吃下列五种食物來减少血管内的斑块: 纤维、蔬菜水果、坚果，好的脂肪，优良的蛋白质，好的饮料，好的调味品。他与Hyman医生一样，建议不要吃糖、淀粉(或少吃)、乳类、处理过的食物。补助营养品，他建议吃下列对心臟有益的补品: 纤维、鱼肝油、维他命D，K、镁、和钾。

III. 癌症
III.1癌症答客问 [9]

2004年十月，杨牧谷牧师经香港的恩谷出版社出版了一本中文的癌症书，书名是'癌症答客问'。1992年，杨牧师得了鼻癌，因为找不到一本中文有关癌症的书，他决定要把他对癌症的了解写出來，让自己的同胞能较快地了解癌症。杨牧师2002年去逝，他的夫人帮助他把书出版。以下是他书中的几个要点。

癌症依美国癌病协会(American Cancer Society)的解释，癌症是由不正常的细胞不受控制地生长和曼延所产生的疾病。癌症的原因一般认为有下列几个: 1) 长期接触致癌物，如致癌化学品、烟、食物。2) 长時期精神有压力。3) 細胞基因突然改变。4) 病毒传染。5) 身体抗癌能力失调。一般來说，癌症是不会传染的。

癌肿瘤可分两种: 良性肿瘤没有致命的危险，恶性肿瘤有致命的危险，所以要特别注意。有一本治癌专书，'选择'(Choices)[10]，将癌症分为下列五种: 1) 恶性肿瘤(carcinomas): 肿瘤生长在某器官，如肺癌。这是最常见的癌。2) 恶性肉瘤(sarcomas): 这也是一种恶性肿瘤。它专攻击骨胳、肌肉、软骨、和淋巴系统，如骨癌。3) 骨髓癌: 癌细胞在骨髓生长。4) 淋巴癌: 癌细胞在淋巴系统生长。5) 血癌: 癌细胞在造血组织内(骨髓、淋巴核、脾臟)生长，特征为白血球过多。

癌症依它对身体危害性或存在的时间分成不同的期。一般而言，癌症可以分为三期: 1) 第一期: 癌细胞/肿瘤还在原处，没有扩散。这期的癌，治愈的机会最高。2) 延伸期: 癌已扩散到附近的组织。这期的癌，还有治愈的机会。3) 扩散期: 癌已扩散到较远的组织。这期的癌，治愈的机会较小。故早点检查发现是否有癌是很重要的。

癌症是可以医治的。目前以西医的治疗最好。它治疗的方法有三种: 1) 手术: 这是最有效的方法，但不是所有的癌症都可以用的。2) 放射线疗法(放疗): 用放射线杀癌细胞。又分体外和体内两种方法。3) 化学疗法(化疗): 用化学药剂來杀癌细胞。对扩散性的癌症，如血癌特别有用。一般是将药剂打入血管中，以运行全身，但也有口服的药丸或药水。放疗或化疗的缺点是部份身体的细胞也会一起被杀。还有就是病人在治疗期间，有不同程度的反应(副作用)，如疲倦、呕吐、腹泻、发痒、落髮、口腔溃烂等。

癌症即使治好了还可能在停止治疗后2-15年内复发。如果15年后都没复发，我们可以说这癌症是被控制住了。一般得过癌症的人，一生都要定期回去复检。

杨牧师的书以问答的方式介绍了癌症的一般知识。他还对下列的癌症作了详细的介绍: 肝癌、乳癌、大肠癌、鼻咽癌、肺癌、胃癌、食管癌、胰臟癌。他提到了病的症候、诊断、治疗、注意事项等。是一本难得的好书。

III.2 其他的癌症医疗

Hyman和Masley医生在他们的书中提到肥胖病症(obesity)及代谢综合症(metabolic syndrome)时，都说到这些病也会产生癌症。也就是说体内的胰岛素失调和身体内部发炎会产生癌症。原因是长期地吃错了东西(多糖、淀粉、乳制品、各种加工品、快殞等)、运动不够、忧郁。解救的方法是按这两位医生的建议去做，改变吃的食物与营养品、多运动、学习放轻松。

原始点医学认为他们的方法可以治癌症(见第三章)。事实上，还需证实。笔者认为原始点医学主张的喝姜汤，容易做到，可能有用，但也是还需证实。

IV. 结论

二十一世纪最严重的慢性病是糖尿病(包括肾、肝功能衰竭，失明，神精受损，肥胖)、心血管病(如心臟病、中风、突然死亡)、痴呆症、癌症、忧郁症。它们的危害是世界性的。目前的医疗，糖尿病是用药降低血糖或动手术，心血管病是用药降低胆固醇、血压或动手术。医疗费用高，成效却不好。

Fung医生和Hyman医生在他们的书中提出糖尿病是胰岛素失调(insulin resistance)，用药降低血糖不是有效的医疗。Hyman医生还提到长期吃不好的食物、体内发炎、缺少运动、心情紧张忧郁，都会使体内的胰岛素失调。兩位医生都建议主要的医疗要改变吃的食物与营养品、多运动、学习放轻松來改进糖尿病。Fung医生还建议可以用节食的方法來改进此病。Hyman医生设计了一套方法，可以用十天來改进此病。兩位医生都认为糖尿病是可以医好的。

至于心血管病(如心臟病、中风、突然死亡)，Masley医生认为用药降低胆固醇、血压不是有效的医疗。他认为心血管病主要是因为不良胆固醇形成的斑块(plaque)造成，尤其是软的斑块。主要的医疗在减低这种不良胆固醇的形成，他建议要改变吃的食物与营养品(与Hyman医生的建议相似)、多运动、学习放轻松。Masley医生设计了一套方法，可以用30天來改进此病。他认为心血管病是可以医好的。

所以糖尿病和心血管病是可以医好的，他们其实是同一类的病(代谢综合症及高血糖)。可贵的是医疗只需注意吃的食物与营养品、多运动、学习放轻松，而不是靠吃药，而且在短期内(10-30天)就可以逆转这种病。至于癌症等慢性病也可以用这同样的方法处理，但目前似乎还需要靠药物、手术医治。这种医疗是医治21st 世纪慢性病的一个天大的好消息。希望更多的人能知道、学习这种医疗、保健法。

Fung医生、Hyman医生、和Masley医生都是十分有经验的医生。他们对传统的医疗方法很了解，他们作了很多研究，发现传统的医疗已与新的医疗研究结果脱了节。他们愿意把他们的疗法公诸于世，实在是可贵，勇气可嘉。笔者估计他们的疗法会被更多的人採用，人类会因此活的更健康，医疗费用将大大地减低。

参考资料:

1. The Obesity Code: Unlocking the secret of weight loss; 作者Jason Fung; 2016由Greystone Books出版。

2. The Complete Guide to Fasting- Heal your body through intermittent, alternating-day, extended fasting; 作者Jason Fung，Jimmy Moore; 2016由Victory Belt Publishing Inc.出版。

3. 访问Jason Fung医生的纲站: https://www.youtube.com/user/drjasonfung

4. The Blood Sugar Solution -10-day detox diet; 作者Mark Hyman; 2014年，二月，由Little, Brown and Company出版。

5. How the U.S. low fat diet recommendations of 1977 contributed to the declining health of Americans; an honorable scholar thesis by Julia Reedy, University of Connecticut - Storrs, April 29, 2016.

6. The Blood Sugar Solution; 作者Mark Hyman; 2012年，二月，由Little, Brown and Company出版。

7. Eat Fat, Get Thin; 作者Mark Hyman; 2016年，二月，由Little, Brown and Company出版。

8. The 30-day Heart Tune-up; 作者Steven Masley; 2014年，二月，由Center Street, Hachette Book Group Inc.出版。

9. 癌症答客问; 作者杨牧谷; 初版在2004年，十月，由香港的恩谷出版社出版。

10. Choices; 作者Marion Morra, Eva Potts; 第四版在2003年，十月，由Harper Collin Publishers Inc. 出版。

11. 吃鱼要吃嘴小的鱼，如鲑鱼，沙丁鱼等；不要吃嘴大的鱼，如金枪鱼、旗鱼、智利海鲈鱼、大比目鱼、沙鱼等；以防汞的毒害。另外要吃野生的，不要吃农场养的。

第三章 原始点医学

I. 简介

这一章写的是笔者对原始点医学的了解，可以说是笔者的笔记。因为原始点医学的学习资料在纲站上已经有了[2, 3]，笔者也就不重复了，只将笔者认为较特殊、重要的简单地写出。希望能帮助没听过原始点医学的人，很快地能对它有些认识，对于学过原始点医学的人，希望也能提醒各位使用它时，还要辨证论治，不可随便处理，以免造成伤害。

本章所述，若与原始点医学公佈的资料有任何不同，应以原始点医学公佈的资料为准。

I.1 笔者的学习经验

2013年，八月笔者在德州休士顿，学习了原始点医学。深为其简单、易学的医疗与保健方法所吸引。

2016年，二月，笔者看了张钊汉医生在2015年在马來西亚、东莞、温哥华的讲座[3]。发现原始点医学在理论、实用上有了更多的解释，还看到了更多成功的病例。

原始点医学可以用來医疗和保健。用原始点医学的人，需要对它有深切的了解，应用时更要能分析病人的情况(辨证)，然后决定治疗的方法(论治)。如果不会分析病情，随便採用原始点医学处理病人，效果是不会好的，而且可能有害。

笔者在2016年，二月末，曾病了一塲，其经历，见附录。

I.2 原始点医学简介

原始点医学是张钊汉医生从医治他妻子时发现的(2002年)。他将发现的医治方法应于无数其他的病人，验证了这些方法的可靠性。2006年，张钊汉医生在台北成立了張釗漢疼痛醫療基金会将他发现的原始点医学免费地告诉任何人。

原始点医学与目前常用的医疗方法有根本上的不同:

原始点医学认为人的疾病是因为人身上的原始点受到了伤害或/及身体变寒了(缺乏能量)。要治疗身体的疾病，病人需要按推原始点治疗体伤及提高身体的热能(体力)，而不是在身体上的疼痛处及病症的部位下手。

人全身的原始点是在身体的一条脊椎(从颈到臀)及其他七处地方(头、肩、手肘、手、臀、脚踝、和脚)。它们可以用來处理全身的疼痛和各种疾病。原始点医学还主张用内、外热源來提高体力。

II. 原始点医学的历史

2002年: 张钊汉医生的妻子得了乳癌。

她接受了西医的手术，但是六个月后，癌细胞扩散了。

他们放弃了西医的治疗，搬到山上住了十个月。同时，开始服用中药，但是他妻子的病况没有改进，反而恶化。因此他们也放弃了中医的治疗。

后來，他们决定回家。他的妻子在医院的安宁病房住了十个月，便去逝了(不是医生估计的七天)。初期，张医生给他妻子服用浓参汤，病况略有改进。因而发现了内热源的功效。

在这十个月内，张医生开始寻找一个医疗他妻子的新方法。很幸运，他有了些进展；他找到了能医病的原始点。他继续寻找更多的原始点。同时将它们用在其他病人身上。在他妻子去逝时，他已经发现了70%的原始点。在这段时间，他自己和请了的几个人24小时替他的妻子轻轻地按揉全身。

2006年，张医生在台北成立了張釗漢疼痛醫療基金會，出版了第一本原始点医学手册。他决定将他的发现免费地告诉所有的人。

在他初期用原始点医学帮助一位85岁病人时，他发现了用红豆袋來提供外热源，有医疗的功效。

III. 原始点医学的基本理论

原始点医学的理论都在它的手册[1]及2015年的讲座中[2]。原始点医学是从医治无数的病人而得到的宝贵发现。原始点医学认为所有的人都是寒体，也就是说热能不足。身体致病的原因为体伤(身体受伤)和热能不足。体伤可导致症状的出现及身体的异常。热能不足可导致体力虚弱及身体的异常。

原始点医学相信人的身体有很大的修复能力。我们可以用内、外热源来增加身体的热能及体力。我们体力好了，就不容易生病。原始点医学认为健康的四个要素如下：
1. 按推原始点可以改进或恢复健康，并可用來诊断病情。
2. 在原始点处用外热源，即温敷(用电毯等)。
3. 吃一些能提供内热源的药食，如姜汤、生姜、人参等。
4. 要有良好的生活习惯－身体和精神方面。

四个要素是一样地重要。在处理疾病与保持健康时，这四个要素都要注意。前三要素要灵活地轮流使用。按推原始点可以快速地修复体伤，属于医疗。用内、外热源可以提高一个人的体力，但效果较慢，属于保健。第四个要素是每个人自己要注意的。平时，生活要有规律，注意衣食住行，适当地运动，用原始点医学提升体力，心情开朗、平静。

IV. 原始点医学的医疗方法

原始点医学的医疗方法基本上有三个: 按推原始点，使用内热源，及外热源。按推原始点是用來修复体伤，有立刻治病的功效；后两者用来补充身体的热能，增强体力。

IV.1 按推原始点

按推原始点可以修复体伤。它需要学习和练习。按推原始点的工具为1) 手肘，2) 食指的指关节，3) 姆指，4) 拳头的指关节，5) 手掌下面的豆狀骨(腕骨)。

按推原始点以精準为原则，用力大小以病人能承受为原则。太重、太轻都不好。按推原始点病人也会消耗的体力。所有不建议多按推原始点。原始点医学有建议按推的次数[1, 第4页]。

按推原始点有诊断及医疗的果效。按推原始点时，如果病人感到痛，这表示与该原始点相对应的身体部位有病；如果病人不感到痛，这表示该原始点相对应的身体部位没病。病人感到痛的原始点，称为原始痛点。这是一种体伤，

有时，按推病人的原始点，欲找不到痛点，而且症状亦无改善，这表示病人的体伤不能由按推治好。需用内、外热源处理，一般治愈期较长。原始点医学对这类病治愈期有它的估计[1，第19页]。

按推原始点治病，还要看病人的情况而定，如果病人体力虚弱或有重病，可以免去按推，而用内、外热源处理。即使要用按推，力量也要很轻。这就是辨证论治，它需要医疗者主观的判断。辨证论治对医疗成功与否会有很大的影响。[笔者认为原始点医学的诊断，要靠医疗者和病人的共同努力，但是治疗还是要靠医疗者的决定。]

学习按推最好是看张医生的在纲站上的手法影片。它有清楚的解释和示范。[3]

IV.2 内热源

内热源指的是能增加身体热能的食物或药材，如姜汤、生姜，咖喱，人参等。原始点医学特别推荐用姜汤为内热源，因为它价钱便宜，而且容易买到。

原始点医学对于各种病情服用姜汤的份量都有建议[1, 第36页][2]。服用姜汤的份量还可以病人能吸收的程度來决定，太多、太少都不好。平时，我们要依靠饮食來补充我们的内热源，而不是依赖姜汤。

IV.3 外热源

外热源能增加我们身体热能，如电毯、温敷(红豆)袋、热毯、暖

气炉、太阳等。常用的外热源是电毯和温敷袋。用时，要把它们放在选择处理的原始点上。

原始点医学建议温敷的时间，一般是三小时；重病，需要24小时。 温敷温度，不要太热，也不要太低 ，以病人舒适为準。

IV.4 原始点医学工具的用法

原始点医学把病症依轻重分为六个程次: 轻症、轻重症、重轻症重症、重病、和命危[2][1, 第18-19页]。

我们需要分辨病人病情的程度。前三种病，治疗应以按推原始点为主，用内、外热源为辅。后三种病，治疗应以用内、外热源为主，按推原始点为辅。

病情的好转与否要看体力有无改进而定，不是看症状有无改进。如病情没有改进，要检讨作的方法是否正确。症状轻重的变化，要看体伤有无改进而定。

如病人已命危，则可用各种的医疗來减轻病人的痛苦。

V. 原始点医学医病的限度

原始点医学无法医治的是组织坏死；割伤、脱臼、骨折等急性外伤；或有生命危险的紧急情况。这时用中、 西医治疗较好 。

原始点医学难治之病为24小时有病痛的人和六个月治疗后仍无改进的病人，可以考虑用中、西医治疗。异常如果妨碍到生活时，也可以考虑用中、 西医治疗。

VI. 急救

原始点医学在处理两个急救的情况，中风和心臟病，与现代医疗很不一样。中风发生在头部，心臟病发生在心臟。病发时，病人常会跌倒在地，不能说话或动。

VI.1 中风急救

1) 中医处理方法: 有人用针灸或吃药。还有很多人，用针刺手指尖放血。如果病人没反应，继续刺病人的脚趾尖，甚至刺耳垂。这个疗法不是很有效。

2) 西医处理方法: 西医认为中风可能是脑血管被凝结的血块堵住了或是脑部较脆弱的血管破裂了。处理方法: 将病人送到急诊室处理。验血或/和扫瞄。然后，等候医生的建议，常常需要开刀拿走凝结的血块。常常因为诊断太久，失去了救病人的机会。

3) 原始点医学处理方法: 原始点医学认为中风是因为病人身体缺乏能量，导致脑血管收缩，血管堵塞或破裂。处理方法: **立刻**(时间很重要)按推头部及枕骨原始点3-5分钟。其他的步骤，见原始点讲义 [1, 第38页]。整个急救大约半个小时。

病例显示病人第二天即可正常生活，而且没有任何后遗症。

VI.2 心臟病急救

1) 中医处理方法: 针灸或吃药。

2) 西医处理方法: 通常是在病人身上作心肺复苏术(CPR)。问题是这方法不是很有效。操作者有时用力过大，造成病人肋骨折断。在用CPR的同时，病人会被送到急诊室处理。如果医生发现心血管堵塞，医生会建议作'搭桥'的手术，一个费用很高的手术。

3) 原始点医学处理方法: **立刻**(时间很重要)先按推左胸部脊椎原始点，然后右胸部脊椎原始点，共1分多钟。其他的步骤，见原始点讲义 [1, 第38页]。整个急救大约半个小时。

病例显示病人第二天即可正常生活，而且没有任何后遗症。

VII. 原始点医学的其他特点

1. 原始点医学的理论，还算容易了解，操作手法也算容易学，内、外热源的使用也容易学；花费也十分地低。但是要完全了解原始点医学还是要下工夫，认真学习才行。原始点医学的理论可看手册及2015年的讲座直到完全了解为止[1, 2]。手法学习，张医生建议要看影像至少五到十次[3]。还要常常虚心地学习。一般要一年才能学好。

2. 原始点医学认为人的身体有很大的自癒能力。

3. 原始点都在人体骨头旁边的筋上。

4. 每一组原始点可以处理身体上的部位都有十分清楚的划分。

5. 按推全部原始点(除四肢外)来治病或保健需要的时间很短，普通在15-30分钟。如果只是局部处理，时间还要短。原始点医学不建议按推太久，以免消耗过多的体力。

6. 大多数人(80-90%)得的病痛是慢性的轻症。原始点医学对这类病痛的疗效是100%。

7. 有些病人因体寒筋伤而感到热、口乾等。这是一种假热。应该照原始点医学的方法处理。

8. 原始点医学不注重用仪表检测的数据。原始点医学的目的不在降低或增加这些数据。[所以原始点医学对病人病情的了解是有限的。]

9. 原始点医学也不主张吃药、开刀。因为会使身体变得更寒。[有时吃药、开刀还是需要的。]

10. 原始点医学主张温敷，而不是冰敷。因为温敷可以提高病人的热能(体力)，而冰敷则相反。

11. 原始点医学认为疫苗注射是不需要的。因为不能增强体力。许多经历显示它不但不能防病，还会令人生病，甚至死亡。

12. 原始点医学认为盲肠炎、胃溃疡等不需要开刀，可以按推原始点治癒。因为这类的病是体伤导致的。

13.对于癌症，原始点医学认为癌是身体的一部份。不主张检验、化疗或切除，因为这样做会减低体力及使癌扩散。原始点医学认为增强体力，可以抗癌。[原始点医学对癌症的了解很肤浅。癌症还是最好用西医处理。]

14. 原始点医学主张吃热性的食物来增加我们的热能。它研究的结果认为可用食物的味道來区分食物的寒、热性。很不幸，大部份的食物都是寒凉的。原始点医学建议用热性的调味料使寒凉的食物变成热性。[1, 第30，47页] [可能最好还要注意食物的营养成份]

15. 原始点医学的按推还可以用在有脊椎的寵物，如狗、猫等。

VIII. 讨论

学习原始点医学不需要高深的学问，所以大部份的人都可以学会，可以为众人使用。原始点医学的医疗费用还十分地低。小病自己处理即可；大病，如果自己经验不够，可以请教有经验的人，共同处理。

原始点医学指出了现代医疗的一些错误，如医疗疼痛/疾病应处理原始点，而不是疼痛/病的部位。它对中风、心臟病急救还提供了简单有效的医法。它是人类历史和医学界的一个重大的发现。

原始点医学的缺点在它的诊断和医疗过于简单，它对病人身体的了解十分有限。有些病它无法查出，也无法医治，尤其是糖尿病、心血管病、癌症等慢性病。它比较适合于疾病初步的医疗或日常的保健。

原始点医学的重要发现是它找到了医疗疼痛的地方(原始点)。用它來医疗我们的疼痛将是很巧当的。它可以用來医治一般人、运动员、劳工，等的慢性疼痛和意外受伤。

参考资料:

1. 原始点讲义，财团法人張釗漢原始点醫療基金会出版，2015年，一月。
2. 原始点网站: www.cch-foundation.org; 原始点教学-原始点医学讲座影片。2015年12月马來西亚演讲；东莞演讲；温哥华演讲。
3. 原始点网站: www.cch-foundation.org; 原始点教学-原始点医学手法影片。

第四章 其他的医疗和保健

本章将介绍其他的保健方法及书籍。

I. 其他的保健方法

I.1 肖式气功

來自中国的四川省。主要是用腹部吸气，然后慢慢地由腹部吐气。吐气时，嘴唇略为张开或缩成一个小孔，让气从口裏慢慢地吐出。

原地站立，只动四肢或身体。加上的动作也是慢慢地移动，将注意力集中在身体移动的部位。作时，全身要松、静、自然。作完后还有扣齿、吞津、擦手掌等动作。

气功有静功(专注运气)，动功(动作较多，如太极拳)，和动静功(有运气，也有动作)。肖式气功属于动静功。主要在健身。

讨论：
气功的主要动作是用腹部慢慢地吸气、吐气。基本上它就是腹部呼吸，是较深的呼吸。它可以让人轻松下來，达到健身的目的。练静功有接触邪灵的危险，最好不要学。

I.2 312经络鍛煉法

312经络鍛煉法: '3'就是三個穴位的按摩（合谷穴、內關穴、足三里穴）、'1'就是一個腹部的呼吸、'2'就是以兩條腿为主的下蹲運動 [详述见第V节，第1项]。

按摩合谷穴，对我们的头部及上肢有用。按摩內關穴有益于我们的心、肺。按摩足三里穴对我们全身都有好处。

1992年左右，北京的祝総驤经络学教授提倡这个健身法。他本人用这个方法治好了自己的胃病、失眠。他的理论是这三种方法可以按摩全身的经络达到保健的效果。

讨论：
原始点比穴位有效，所以按推原始点可以代替按摩这三个穴位。腹部呼吸和下蹲運動還是可以用來保健。

II. 其他的保健书籍

II.1 身体使用手册

作者吴清忠医生。此书电子版在网站上可以看到。成书时间不详。估计在2000年左右。

这本书提到目前的医学对人的身体还不是十分了解。

中、西医处理疾病的方法不同: 西医从患病处及症状下手；中医因为有经络的认识，还会探讨其他致病的原因。

书中提到身体有很大的修复能力。

有时，身体在修复时，也会有症状出现。只注重消除症状，有时反而防碍了身体修复的工作。

书中还提到人的健康与血气有关。作者提出一式三招及两个观念來提高血气，作保健、医病之用。

最后他还提到西医的治病没有一般人想像的那么好。

书中所说的一式三招及两个观念，简介如下: 三招即敲胆经、早睡早起、按摩心包经。两个观念即不生气和保持肠胃的洁淨。这些方法可以使身体的血液增多，血液巡环通顺，因此身体的血气可以提高，达到身体健康的目的。

敲胆经即敲打大腿外侧，胆经上从屁股到膝盖的四个点，每点敲200次(可分几次敲)。目的在刺激胆囊分泌胆汁，帮助身体消化食物，还有帮助大腿排泄廢物的功用。

早睡早起的目的是让身体在最佳造血的时间(午夜1:40)能在深睡的状态，以便造血。

按摩心包经的天池、天泉、曲泽、内关、劳宫、中冲穴，每穴2-3分钟；并按昆仑穴和膻中穴。目的是在使心臟强健。

讨论:
有了原始点医学的知识，敲胆经和按摩心包经可以用按推原始点取代(从头部直到荐椎)，而且效果会更好些；因为按推这些原始点不但对心、胆有用，还对其他的五臟内腑都有用。身体健康不是只靠心和胆，全身的运作都要好。

早睡早起，不生气，和保持肠胃的洁淨肯定对身体健康是有益的。

II.2 求医不如求己

作者中里巴人，原名郑幅中。这本书在网站上也可以看到。成书时间不详，应在'身体使用手册'之后。

书中提到如果我们身体不适，第一要先检查自己的生活是否有问题；其次要有以下四方面的知识來保健: 经络和穴位，常用的中药，简单的健身法，和正确的健康理念(推荐读'身体使用手册' [II.1])。

还说到人身体有很大的修复能力。医生的责任是帮助病人找到自我修复的开关。

阴阳平衡是健康的保证。一切的慢性病都可用推腹法和健脾医治。

它推荐了五个防病的方法: 刮痧法，拔罐法，足底反射疗法，经络点穴法，和导引法。它们还可以治病。

书中介绍了几个养生法(运动)，如叩首法、震动尾闾法、壁虎爬行法、踏步摇头法、金鸡独立法、李宝良先生的养生秘法(就是下蹲加上呼吸)、揉地筋[详述见第V节]。

书中还详细介绍了各个经络，一些穴位，许多处理疾病的方法和病例。

讨论:
本书所说的主要是中医的保健、医疗、和经验。一般人不易了解和学习，建议的治病方法其效果如何，也有问题。书中提到的把脉及引导，即使学中医的也不十分了解。

书中提到的几个养生法(运动)可以用來健身。这些养生法在第V节还有详细的介绍。

II.3 针灸学

作者是上海中医学院，1985年7月中国图书刊行社出了香港第一版。

它有经络篇，讲经络的理论；穴位篇介绍穴位的位置及作用；刺灸篇介绍各种针法、灸法、及拔罐法；治疗篇介绍各种病用刺灸治疗的方法。

讨论:
本书正式地介绍中医的针灸。这本书有566页，内容很多，但不易了解和学习。

II.4 胖补气，瘦补血

作者胡维勤。2010年1月，吉林出版集团初版。作者原來学习西医，后又学了中医。作者自称为中医。

作者认为气是身体的动力，血又是气的根本。一个人要健康，他/她的气和血必需平衡。作者认为气不足会胖，血不足会瘦。

作者提出了十个补气的穴位(脾俞，足三里，膻中，湧泉，关元，气海，太溪，百会，肺俞，悬钟)和十种补气的食物(土豆，山药，红薯，香菇，牛肉，泥鳅，兔肉，糯米，韭菜，蜂蜜)；十个补血的穴位(血海，天枢，关元，足三里，三阴交，隐白，髀关，下关，期门，章门)和十种补血的食物(黑芝麻，红枣，猪肝，藕，胡萝卜，桂圆肉，黑豆，黑木耳，乌鸡，红糖)。

补气血要先补脾胃。作者还提出了他的办法。

作者用体重指数来辨别一个人是有病的胖子或瘦子。体重指数的计算公式如下:

体重指数 = 体重 (公斤) / 身高 (米) 的平方
　　　　 = 703 体重 (英磅) / 身高 (英寸) 的平方

体重指数在18.5-25之间的人为身体健康的人。体重指数大于25的人是有病的胖子，气虚；体重指数小于18.5的人是有病的瘦子，血不足。

作者还提出了一些补气的运动，如拍手和用手拍身体，站桩，呼出体內毒气的运动。作者建议晚上泡脚补血。

讨论：
作者医病的方法用的是中医。只是方法较为複杂，不实用。

II.5 病理按摩法/若石健康法(脚部反射自学手冊)

病理按摩法的作者是Hedi Masafret，李百龄女士翻译。1982年3月由台灣光启社初版。若石健康法的编者是若石健康研究会。1986年一月由台灣若石主业有限公司初版。

欧洲來的吴若石神父在台灣推广这个脚部按摩的治疗。这疗法在瑞士很流行，据说來自中国。吴神父有许多成功的经验。这个疗法，基本上只能用來医疗轻症。

这个疗法的基本理论是脚部有许多部位能够反应身体某一器官或部位的健康情况，也可以按摩这些部位來达到医疗的效果。

这些脚上的部位，称为反射区。每一个反射区，在脚上有它的固定位置。大部份的反射区在脚底，也有些在脚背或脚的两侧。

人的手上也有反射区，也可以用來医疗，但是它们的效果较差，因为它们的反应路线没有经过躯干。所以手部的反射区是次要的医疗工具。

很有趣的是在躯干左侧/右侧的器官，它的脚部反射区是在左脚/右脚，但是在头部左侧/右侧的器官，它的脚部反射区则是在右脚/左脚。

讨论：
脚部反射区在治病的疗效上应该算是小开关。

II.6 腹作用，决定你80%的免疫力

作者Pierre Pallardy (皮耶。帕拉帝)是一位法国医生，行医35年。他发现腹部与健康有密切的关系。2002年，他用法文写了此书；2006年翻成英文(Gut Instinct)；2007年7月，由林雅芬译成中文

，台灣方智出版社初版。作者在欧洲一间骨科学校毕业，并有营养师的执照。他还写了很多其他有关医疗的书。

作者本人有肚子痛的毛病。年青时，他发现按摩腹部可以治好肚子痛。成年后(20-30岁)，他开始看医生、吃药，但对他的毛病一点用也没有。直到他开始行医，他发现腹部健康的重要性。并发现了按摩腹部和腹部呼吸可以医肚子痛。

作者提出七个保健治病的方法: 1) 腹部呼吸；2) 慢慢吃饭，定时吃饭；3) 选择适当的食物；4) 选择适当的运动；5) 头与腹部的运动；6) 每天按摩腹部和头部；7) 腹式冥想。

书中还介绍了许多运动和治病的方法。作者提出的方法是一种自然疗法，不需吃药、打针。作者指出身体上的一些病，有时只需调整生活上的一些方式，就可以得到改进。

作者提到最近的医学报导，人体75-85%的免疫细胞來自腹部，腹部与大脑有密切的关系。腹部可以算是人的第二个大脑。腹部呼吸可以帮助腹部与大脑有密切的协调，它还可是使一个人轻松下來。

对于选择适当的食物，作者建议不是什么东西都吃，也不主张节食，要依照自己的口味、多样性、及食物的营养/能量成份來选择食物。理想的食物有55%为醣类(植物性)，15%为蛋白质(植物性和动物性)，其余为脂类食物(植物性和动物性; 22.5%不饱和脂肪, 7.5%饱和脂肪)。建议吃蔬菜、水果，不要吃烤肉、炸过的食物、甜食、罐头或加工过的食品。对于选择适当的食物，书中还有详细的分析，只是第二章建议的食物比较更好更新。

讨论:
书中所说的腹部呼吸，其实与气功或312的腹部呼吸是类似的。腹式冥想与气功的静功类似，最好别作。慢慢吃饭，定时吃饭；选择适当的食物；选择适当的运动都是好建议。

II.7 不一样的自然养生法

作者是吴永志医生。2008年三月由台灣原水文化出版社出版。作者认为我们生病的原因是生活的压力太大，吃错了食物，和没有足够的运动。作者还认为最好的医生就是自己身体的免疫及自癒系统。

作者提出健康的四个要素是: 1. 每天大便三次, 2. 每天至少喝三杯蔬果汁(一杯为250cc), 3. 有足够的休息、运动、适量地晒太阳、及 4. 有爱心。

作者提出蔬果内有植物生化素,可以修复我们身体的免疫及自癒系统。但是蔬果内有植物生化素必需用最少三马力的果汁机才能把它打出來,供我们饮用。生食蔬果汁(生机饮食)可以健身,可以增加免疫力、治癌症,但不一定适合所有的人。如果吃了四个月没改进,应该停止。

书中介绍了各种生吃蔬果汁的方法。

作者对健康的饮食/习惯有如下的建议:

完全只吃蔬菜、水果、坚果、蔬果汁等植物性的食物。

最好的食物煮法是蒸、煮、烫、和凉拌,避免炸、烤、煎/炒。

多喝水,喝蒸馏水,不是矿泉水、过滤水,每天喝8杯。

不要喝牛奶,要喝杏仁奶或豆浆。

血型决定吃什么会健康,作者对各种血型的人应该吃什么食物都有建议。

每天至少喝六杯蔬果汁,可以减肥。

每天大便三次,可以降胆固醇。

饮食还要注意酸碱平衡,选择食物会使我们的身体(血液)成弱碱性。我们血液的理想PH值为7.35。

适量的晒太阳可以提高免疫力。

冲冷热浴有益于身体的免疫系统,并可帮助血液循环。

作者自己声明,他提供的方法是一种自然疗法,用來保健防病,不能用來诊断或治病。他建议病人要听医生的指导治病。他也不反对开刀、化疗。総之,他的方法不是在医病,而在保健。

讨论:

就如作者自己说的,生机饮食不能治病,至于保健的功效,也有问题，因为它对有些人有用，但不是对所有的人都有用。

II.8 不生病的生活

作者新谷弘实医生，在美、日行医。这本书2005年在日本出版；2007年，刘滌昭翻成中文，由台灣如何出版社出版。

作者发现肠胃健康的人，身心都很健康；反之亦然。对肠胃影响最大的就是饮食和生活习惯。

作者认为身体的修复能力，來自它能制造各种人体需要的酵素。作者认为健康长寿的方法是在用正确的钦食及生活习惯來帮助身体制造有用的酵素，改进肠胃的健康，反之会用掉很多酵素，使体力变弱，甚至生病。

作者认为不要轻信流传的健康常识，因为很多是错误的。

1977年，美国参议院对美国人的健康作了调查，他们发现不健康是因为不良的饮食导致的。

作者建议吃85%为植物性(榖类-50%, 蔬果-35%) ，15%为动物性的食物。

所有的药对身体都有害。

作者对饮食其他的建议是:
要吃新鲜的食物，因为它有很多我们需要的酵素。
不要吃人造奶油。不要吃炸过的食物。
我们需要不饱和的脂肪，最好是从榖类、豆、坚果、种子、或鱼肉中摄取。
不要喝处理过的牛奶，因为我们需要的酵素已经不在其中了。
如果动物的体温高过人类，它的肉不要吃。吃多了，会消耗我们有用的酵素。一般海鲜的体温低于人类，如鱼，它的肉可以吃。吃肉另一缺点是它没有纤维，不能帮助大便。

作者对于生活习惯的建议如下:
我们可以改变习惯，來改进我们的健康。
作者建议每天要喝1500-2000cc的水。最好的喝水时间是用殡前一个小时。水能帮助制造酵素。不要喝自來水，要喝淨水器处理过的还原水。

吃东西时(尤其是吃饭时)要慢慢地吃，嚥下前，最少要嚼30-50次。如此可以帮助消化。

不要吃的太饱，八分饱即可。

菸与酒最伤身体。抽菸、喝酒很容易上瘾。二者都会妨碍将营养送到细胞和细胞的排泄。身体还需要用酵素去中和它们产生的自由基。

睡前4-5小时，最好不要进食(包括喝牛奶)，因为睡时，食物会上到喉部，使得呼吸道变窄，甚至停止呼吸。因为血中氧气减少，容易引发心臟病或中风。还有，吃进的食物会被胰岛素变成脂肪，使人发胖。睡前喝酒也有同样的问题，因为酒会降低血中的氧份。

避免做任何会使身体用掉许多酵素的习惯。

适当的运动可健身，但不必过份地运动，因为过份地运动会使身体产生很多自由基。

有空时，闭上双眼，深呼吸，让身体得到更多的氧气。

可以吃补充酵素(维他命，矿物质)來帮助体内的酵素充分发挥它的功用。

胖子是因为吃了太多不好的食物，腹子是因为体内没有足够的胰岛素來消化食物。

人的体力决定于人有多少有益的酵素。

违反大自然的规律会生病。

爱可以增强我们的免疫能力。

讨论:
作者建议要注意饮食和生活习惯來增进我们的健康，尤其要注意不要用掉太多身体内的有益酵素和如何取得它们。

至于如何获得对身体有益的酵素，作者没有特别的说明，只是建议要吃新鲜的食物及各类食物的份量，我们应该选用第二章建议的食物，因为它比较更好、更新。

作者建议最好的喝水时间是饭前一小时(500cc)，早上起來的时候最好也喝点水(500-750cc)。喝水可以帮助身体制造酵素。

作者还建议用作者的一种药通便清肠。笔者认为不是个好方法。

保健医疗的书其实还有很多，本书只选了以上八本加以讨论。

III. 心灵的健康

2003年，一位美国医生，瓦特。赖瑞模 (Walt Larimore)，写了一本书，书名是'God's Design for the Highly Healthy Person'。2006年，萧宁馨将它翻译成中文，由台灣宇宙光出版，书名为'活的久，活的好'。

这本书第一章谈到健康的定义。作者作了很多的调查，他的结论是健康不只是身体的健康，还要注意情感和心智的健康，人际关系的健康，和心灵的健康(与神的关系)。这四种健康就好像车子的四个轮子，每个轮子的轮辐要充分地大，车子才能跑的又快、又稳。这四种健康中，以心灵的健康最为重要，身体的健康最不重要。作者在书中準备了如何检查这四种健康的问卷。

书中还指出十项达到健康的要素:

1. 平衡: 要注意保持身体、感情、关系、和心灵健康的平衡。

2. 自我照顾: 生活习惯、方式，对我们的健康有很大的影响。我们应该注意，并且自己照顾自己，预防疾病。

3. 宽恕: 接受事实，宽恕自己/别人，帮助别人。

4. 缓和忧虑: 学习减轻压力、焦虑、和忧郁。培养积极乐观的态度，用希望、感恩、幽默、和慈悲來克服悲观的态度。

5. 关系: 拒絕孤独。要交朋友，与家人有联繫。如此，不会寂寞，不容易生病。

6. 心灵健康: 真心的信神，而且言行一致。我们发现这样的人，他/她的身体、感情、和人际关系都比较好。所以心灵健康是顶重要的。它也是无法伪装的。

7. 正面的自我形象: 拒绝自卑或负面的自我形象(神爱所有的人)。作者提出了8个方法，把和神的关系当作生活的重心: 每天读圣经，每天祷告，避免消极的念头，加强与家人的关系，多与健康乐观的人在一起，做喜悦、满足的工作，服务社会。

8. 发现生命的目的: 知道自己的天命(神要我们做的事)，附有热诚地去做。人生的目的不是为自己，而是在事奉神。

9. 各人的责任: 在面对疾病时，自己要花些时间去了解如何治疗，单靠医生是不够的；常常医生是为医院或保险公司工作。

10. 团队照护很重要: 我们还需要一些人(如医生、朋友、家人)愿意一起来帮助我们过健康的生活。

讨论:
本书对健康作了正确的定义，健康不只是身体健康，感情、人际关系、和心灵都需要健康。书中有检查各种健康的问卷。心灵的健康在四种健康中最为重要(它会影响其他三种健康)。

至于十项达到健康的要素: 第10项，找一些人来照顾自己的健康，恐怕不容易做到。

IV. 一个长寿的研究报导

2011年三月，美国加州的二位心理学教授，H. S. Friedman 和 L. R. Martin， 写了一本书名叫'The Longetivity Project'，由Penguin Group出版，尚无中文翻译。

1921年，Stanford大学教授Terman博士开始收集1528位在加州优秀的男女小学生的生活资料，希望能知道为何他们如此优秀，并希望能找出如何从一些特征来发现其他的优秀小学生。这些小学生出生于1910年左右，目前都过逝了。1956年Terman博士去逝，但是他的同仁继续他的工作。1990年，H. S. Friedman 和 L. R. Martin开始研读这些收集了80年的资料。2011年，他们将他们的研究结果写成书出版。在他们分析每个人的个性时，他们注重每个人的社交能力、自觉性(谨慎、认真負責、诚实、不虚假自大)、及其他因素(乐观、喜怒无常等)。

作者发现一个人的健康与他/她的生活方式有关，而一个人的生活方式又受许多因素的影响，如个性、行为习惯、家庭、工作、社交关系等。

以下简述作者的研究结果: 书中有问卷來帮助读者测试自己的各种个性。

1. 自觉性高的人寿命较长，较健康。人的自觉性是会变的，也是可以改变的。

2. 社交能力的高低与寿命/健康的关系不大。社交能力高的人，如果他/她的生活方式不好，身体也不会健康；反之，社交能力低的人，如果他/她的生活很稳定，也可以活的很健康。一般來说，社交能力可以使我们活得健康些，它是可以学习的。

3. 脚踏实地的人比过分乐观无忧虑的人长寿。过分乐观无忧虑的人比较容易抽烟喝酒，做有危险性的事。适当的乐观无忧虑是好的。每个人的生活方式会影响这个人身体的健康与生活的快乐。

4. 极度悲观的人容易早逝，容易死于中风、癌症、意外、或自杀。极度悲观的人自觉性较低，容易喝酒、离婚、孤独，但是这种生活态度是可以改的(靠自己或专业人士)。

5. 跳级对孩子并不好，很多孩子会无法适应而造成问题。

受高深的教育与人的健康和长寿关系不大。

婴儿餵母乳是好的，但与人的个性和长寿关系不大。

6. 双亲离婚会使孩子减寿5年。双亲离婚的孩子常会遇到经济上的问题，不能继续求学。他们自己也容易走上离婚的道路。也有些双亲离婚的孩子离开了这塲灾害，活了很久，因为他们在其他的事物中得到了满足，如工作。

7. 活动(包括运动): 中年时，多活动对健康和长寿都有益。活动的程度与健康的关系不是很明确。一般说來，活动可以改进健康到某一程度。太多活动不一定有益。

一个活动的人，通常到老年还是很活动。一般人，中学、大学之后，活动都会减少，老年后会更少。一般男人比女人较为活动。

跑步不一定对身体有益。

8. 结婚不一定会长寿。结了婚的男人比女人长寿。

离婚是人生的一个大创伤。

比较四种人的长寿(较长寿的先列): 男人-未曾离婚，从未结婚，再婚，离婚不再婚。女人-未曾离婚，离婚不再婚，从未结婚，再婚。自觉性高的人，婚姻较美满。

夫妻中，如果丈夫对婚姻满意，这对夫妻会比较健康长寿。
性生活满意及婚姻生活愉快的夫妻，也会比较健康长寿。

9. 努力工作的人比不努力工作的人长寿。工作上成功的人比不成功的人长寿5年。工作适合一个人的个性，但他/她不一定会成功或长寿。正常的工作压力是有益的，但是有些工作的压力对身体是有害的。

10. 信教的人比较长寿，因为他们的生活习惯比较好。宗教对女人的影响比男人大。信教的女人比较长寿；不信教的女人，如果有其他的社交活动也会比较长寿。对男人而言，家庭、朋友、事业比宗教重要。

11. 友情会使我们感到好些，但不会使我们长寿。帮助别人会长寿；与朋友、家人有联繫也会长寿。

一个人想要改进健康和长寿，改进社交是第一件需要做的，因为它比较容易做。

宠物不能代替朋友，除非你真的喜欢它。

12. 一般说来，女人比男人的寿命长些。书中依人对事物的爱恶将人分成四类: 男人、女性男人、男性女人、女人；非依性别分类。他们发现'女人'和'女性男人'型的寿命比'男人'和'男性女人'型的长些，解释为女人一般比较小心、长寿。

寡妇一般会长寿，因为有社交的活动；鳏夫如果是'男人'型的比较会早逝，但如果是神经质的，反而会活的久些，因为有很多事令他操心。

13. 经历严重创伤和压力的人(如战争)，容易选择不健康的生活，以致早逝；但是如果他/她选择过健康的生活，则不会早逝。沮丧是很多原因造成的，也会导致许多其他的病。需要慢慢地调养才会好。

讨论:
这个研究结果让我们学到要健康长寿，我们需要有良好的生活习惯，脚踏实地地去生活，努力工作/而不是赖散，保持良好的婚姻生活，要有一些人际的关系(家人/朋友)，和要小心谨慎。

V. 几个简单的运动

本节介绍几个简单的运动，不是很剧烈的运动，而是较柔软的运动。适合于年龄较大，身体较弱的人，事实上，年青人也可以作。作的次数，读者自已决定。

1. 下蹲運動: 可以练体力。[II.2]

1) 开始时，站立，兩眼向前看。然后右脚向右跨出，兩脚与肩同宽。
2) 弯双膝，身体慢慢地向下移直至蹲下(同时慢慢吐气)。
3) 然后身体慢慢地向上移动，慢慢双膝伸直(同时慢慢吸气)，同时两手向上移至肩膀的高度。
4) 然后两手向下移回两腿的旁边。
5) 重覆地作 2)-4) 10次。

2. 金鸡独立: 可以使双腿强健，老了不易跌倒。[II.2]

1) 闭上双眼，用一隻脚站立，另一隻脚略微抬起离地。
2) 同1)，换另一隻脚站立。
3) 每一隻脚站立最少半分钟为佳。

3. 震动尾闾: 可以打通任、督两脉。[II.2]

1) 盘腿而坐，用双手将屁股撑离地面(1-2英寸)。
2) 双手放松，让屁股掉落地面。
3) 重覆地作10次。

4. 壁虎爬行: 可以按摩腹部。[II.2]

1) 趴在地上，头略抬起，似一壁虎。

2) 移动左脚弯膝向前(不离地)，同时头向左转，然后将左脚向后退回原位。

3) 然后移动右脚弯膝向前(不离地)，同时头向右转，然后将右脚向后退回原位。

4) 重覆地作 2)-3) 10次。

5. 踏步摇头: 可以按摩脊椎。[II.2]

1) 躺在地上，双手交叉，抱在头后，头略抬起。

2) 抬起左脚(弯膝)，同时上身略向右转。然后左脚及身体归回原位。

3) 抬起右脚(弯膝)，同时上身略向左转。然后右脚及身体归回原位。

4) 重覆地作 2)-3) 10次。

6. 揉地筋: 就是按摩脚上的筋。[II.2]

1) 用左手将五个左脚指向后扳，地筋就在脚底的中间，可以用右手握拳敲打之。

2) 同样敲打右脚的地筋，用右手及左拳。

3) 每隻脚敲打10次。

7. 叩首: 可以打通任、督兩脉。[II.2]

1) 双手握拳。

2) 用一拳(姆/食指那边)轻轻敲打前额，另一拳轻轻敲打鼻/唇之间。

3) 敲打10次。

8. 弯腰运动: 可以拉筋。

1) 站立，双脚打开，与肩同宽。

2) 弯腰三次，手指尖向地，以指尖能踫到地面为佳。

3) 向前、向左、和向右各弯10次。

第五章 總结

I. 健康的真正意義

一个人的健康可以从四方面來评估: 身体、感情、人际关系、及心灵(与神的关系)。它们会彼此影响的。一个健康的人这四方面都要健康。这四种健康中,以心灵的健康最为重要,因为它对其他三种健康的影响较大。

医疗和保健应该注意这四方面的健康,单注意身体健康是不够的。建议用赖瑞模医生的问卷,每三个月检查一下我们在这四方面的健康情况,以便改进[见第四章第III节]。

II. 二十一世纪的慢性病医疗

Hyman医生说的肥胖病(diabesity)和Masley医生说的代谢综合症(metabolic syndrome)事实上是同一种病。这个病是二十一世纪最严重的慢性病,如糖尿病(包括肾、肝功能衰竭,失明,神精受损,肥胖)、心血管病(如心臟病、中风、突然死亡)、痴呆症、癌症、忧郁症。这病是内分泌失调引起,体内发炎造成。

Hyman医生、Masley医生、和Fung医生经过研究与实践,发现这种病是因长期吃错东西、少运动、和忧郁引起的。他们提出了简单的解救和预防方法。他们的方法,让我们了解现在医疗与研究脱了节,也让我们看到我们如何去避免这些病,得到健康。可贵的是他们的方法,花费不多,而且在短期内(10-30天)即可看到效果。这是笔者看到的最好医疗保健。

III. 原始点医学

原始点医学为人类的健康提供了一个简单的医疗保健方法。它是从实际医疗中得到的宝贵的经验。基本上,它是中医的突破与改进。用的恰当,它能医治疾病,还可以用來保健。有些地方,它已超越了现代的中、西医,但有些地方,它又不如西医。它的医疗/保健费用十分的低,因为它用的方法(按推、喝姜汤、和温敷)的费用十分的低，所以它适合于大众使用。

原始点医学指出了现代医疗的一些错误，如医疗疼痛/疾病应处理原始点，而不是疼痛/疾病的部位。它对中风、心臟病急救还提供了简单有效的医法。它是人类历史和医学界的一个重大的发现。

原始点医学的缺点在它的诊断和医疗过于简单，它对病人身体的了解十分有限。有些病它无法查出，也无法医治。它比较适合于用來初步疾病的医疗或日常的保健。它对西医的批评也有些过份/错误。

原始点医学的重要发现是它找到了医疗疼痛的地方(原始点)。用它來医疗我们的疼痛将是很巧当的。它可以用來医治一般人、运动员、劳工，等的慢性疼痛和意外受伤。

IV. 现代医疗的前途

现代的医疗(中、西医及原始点医学)都有它们的长处与短处。它们都需要继续改进。我们需要了解它们的长处与短处，用它们的长处来维护我们的健康。

真正关心人类健康的医疗人员应该正视自己的错误而改之。真正关心人民健康的政府应该研究如何改革目前的医疗系统。

笔者看到的最好医疗保健是Hyman医生、Masley医生、和Fung医生提出的方法。他们的方法有根据、简单、费用少、而且效果很好。笔者认为他们的医疗会被更多的人採用，成为未来医疗的主流。更多的人会得到健康，医疗费用会降低。

V. 努力过健康的生活

单靠医生來维护我们的健康有时是不够的。每个人都需要花些时间去了解如何过健康的生活。每天都要做一些保健的活动，因为它可以防病，使我们活的更健康。

VI. 良好的生活习惯

从长寿研究报导(第四章第IV节)，我们学到好的生活习惯可以帮助我们过健康长寿的生活。我们还要脚踏实地地去生活，努力工作。病痛常常不是突然发生的，而是因为我们长期的不良生活习惯导致的。

下面列出一些好的生活习惯，供读者参考。

食: 多吃新鲜有机蔬果；坚果；野生鱼/海鲜；好脂肪如橄榄油、椰子油、鳄梨(avocado)等；自然饲养的肉类如鸡、火鸡、牛、羊；蛋；喝姜汤。原则是吃食物原来的状况。最好参考Hyman/Masley/Fung医生的建议。[1, 2, 4, 6, 7, 8]

营养补充品: 服用多种维他命、纤维、鱼肝油等。最好参考Hyman/ Masley/Fung医生的建议。[1, 2, 4, 6, 7, 8]

避免吃下列食物: 各种糖及甜点；榖类及淀粉食物(或少吃)；乳制品；油炸的食物；烤肉；加工过的食物: 罐头、醃肉、醃菜。

避免吃下列饮料: 汽水、糖水、加糖的果汁水、酒。

吃饭时，慢慢吃，要嚼30-50次才嚥下。按时吃饭，不要吃的太饱。

喝水: 最好的喝水时间是饭前一小时(250-500cc)，早上起來的时候最好也喝点水(250-750cc)。

生活的心态: 祷告；读经；交朋友；参加活动。
积极乐观(避免消极焦虑)。
学习身心的轻松、幽默、享受。
不生气；多宽恕；多助人、行善。
学习适当地发泄不好的情绪。

生活的习惯: 早睡(晚上十点)早起(早上六点)。
呼吸: 平时用腹部，不用胸部。有空时，多作深呼吸來吸入更多的空气及放轻松。
按推原始点/温敷。

适当地晒太阳。

做自己喜欢的工作、嗜好。

继续学习。

玩些动脑的遊戏；看幽默的漫画、故事、电影(多笑)。

不要太劳累。

不抽烟，不酗酒。

生活简单化。

散步: 每天最少15分钟。

运动: 每天最少30分钟。选择适当的运动；如太极拳，第四章第V节 提到的简单的运动。避免剧烈、易受伤的运动。

附件: 笔者生病的经过

笔者在2016年二月尾曾生病，笔者最初用原始点医学处理。后來发现笔者的糖尿病，无法用原始点医学处理，所以转由西医处理。之后，又发现笔者的病已不只是糖尿病，笔者还有贫血及癌症。笔者，71岁，男性，退休。

I. 用原始点医学治病

2016年二月尾，笔者生了一場病。由于笔者对原始点医学和现代医疗略有认识，所以笔者决定用所知道的原始点医学疗养。笔者自己估计最初是吃了不洁过期的食物生病，可算是食物中毒。以下是笔者这次生病及治疗的经过。

2/9, 星期二
内人外出，我开始吃冰箱、厨柜剩下的食物。

2/21, 星期天
早上肚子感到不舒服，身体很弱。9点，喝了1/3杯姜汤，便去睡了，同时，温敷背部及腹部。10点，开始呕吐，都是水及一点点食物。我继续睡觉，又吐了二次。我一点胃口都没有。18点，我自己按推了下背部及上背部的原始点，便去睡觉了。21:30，我醒了，感到好些，并有点饿，好现象。吃了些预先煮的稀饭，便去睡了。

2/22, 星期一
早上，量体重发现轻了二磅。因为没有感到不舒服，便去清理后园。一天平安无事。

2/23, 星期二
晚上，我煮了剩下的火腿肉与骨头当晚殽。一天平安无事。

2/24, 星期三
7:50，我离家照常去作义工。从8:30到12:00教书(二堂课)；12:30到17:00去探访。回到家，已是 18:30。23:00，我便睡了。

2/25, 星期四

早上感到有点累,我吸了尘,把后园再清理了一下。因为感到累,便去睡了一会(不到一小时)。12:30,查了一下内人回航班机的时间,吃了午殓。13:30,出门去机场。开了一个半小时,终于到达机场,但我已精疲力尽。内人将车开回家裏(16:45)。

到家后,我便去睡了,同时,温敷。我感到身体很弱,肚子不舒服,也没有胃口。18:00,我起來,自己按推了下背部及上背部的原始点。还没按完,便又吐了,与上次一样。

之后,我便去睡了,并温敷。21:00,我醒了,有点饿,吃了一点东西,和喝了一点姜汤,便睡了。

2/26, 星期五
早上,量体重发现又轻了二磅。

今天,我自己按推了下背部、上背部及荐椎的原始点五次。每次按推后,我都会温敷二个小时左右;最后一次温敷(睡觉时间),温敷的时间有六个小时。喝了一小杯姜汤。

我的胃口不是很好,即使内人煮了我喜欢吃的东西,我还是吃的很少。睡前,我决定多运动一下(十个伏地挺身),或许可以开胃。

2/27, 星期六
今天,我自己按推了下背部、上背部及荐椎的原始点三次;并温敷。喝了一小杯姜汤。胃口好了一点。

2/28-3/15
每天,我自己按推了下背部、上背部及荐椎的原始点二次;并温敷和喝一小杯姜汤。到目前,大致好了,只是很容易累。

3/16, 星期三
晚殓,我建议去一家殓馆吃烤肉,我很喜欢他们的烤肉、土豆沙拉、麵包,在车上,我想今晚可以好好吃一顿了。谁知拿了烤肉和其他的食物,放在桌上,準备吃时,我才发现自己一点胃口都没有。看到邻桌的人吃的津津有味,真是好羡慕。在与内人閒谈中,我突然警觉到自己曾患糖尿病,可能现在还是。

回家后,查了一下纲站上有关糖尿病的症候,其中易累正是我现在的毛病。原因是体内分泌的胰岛素不够。再查了一下平时吃的药，它可以帮助分泌胰岛素和降血糖。于是决定明天开始吃药。

笔者还查了一下吃药的纪录，原來笔者已经六个月没吃药了。

3/17, 星期四
吃药后，感到比较有精神。胃口也好些。

3/18-3/30
吃药并继续原始点治疗。

注:
1. 笔者有人工手肘，所以可以用它來自己按推背部的原始点；荐椎原始点，笔者用二条小木棍按推。

2. 笔者在按推原始点时，没有发现痛点，只是有些原始点比较敏感。笔者的病已算是重病，因为笔者有下列的征状:
腹部不舒服，呕吐，还有体力虚弱。

心得:
1. 笔者的糖尿病，在原始点医学是不易治的病。西药使笔者很快好起來，而且没有副作用，可说比原始点医学高明。这也说明有些西药还是很有用的。

2. 用原始点医学治病并不是没有痛苦的。按推会痛，姜汤的味道也不好喝，温敷很热，也不好受，但是我们必需忍受这些痛苦，才能获得我们要的健康。

II. 用西医治病

4/11, 星期一
我向医生要了新的糖尿病药片。

4/18, 星期一
我感到体力很弱，我放弃自己处理糖尿病的念头。我预约去看医生(西医)。

4/19, 星期二

我看了医生。他要我验血。

4/20, 星期三
早上，医生打电话给我，要我赶快去输血，因为我红血球指数只有6.4，算是贫血。我去了急诊，输了两袋血。他们还发现我的大便中有血。他们让我住院，準备做更多的检查，即照大肠镜。

4/21, 星期四
大肠镜的结果，发现我有结肠癌，而且直肠内部在流血。这说明了为什么我体力很弱及红血球指数很低。医生还作了一个CT扫描來检查癌细胞是否扩散了，结果发现没有扩散到胸部。医生又给我输血一袋，便让我回家了。

4/22-4/27, 星期五-星期三
在家中休息。向癌症医生预约4/28去见他。

4/28, 星期四
癌症医生向我解释我的情况。他要我作一个PET扫描來进一步了解我的情况。他安排我5/6去见外科医生，并要我去验血。

4/29, 星期五
癌症医生打电话來，说我的红血球指数又降到6，要我星期一去输血。同时，他告诉我PET扫描显示癌细胞已经扩散，我是结肠癌第四期。

5/2, 星期一
我去医院输血兩袋。输血时，接到外科医生的电话，要我明天去动手术，因为我的情况较为紧急。我对这么快的安排很惊奇，但我很高兴地同意了。

5/3, 星期二
早上，医生为我作了腹部的手术，切除了受感染的结肠及其他可以除去的癌细胞。

5/4-5/8, 星期三-星期日
我留在医院，慢慢复原。因为结肠不再流血了，所以我的体力渐渐好了起來。

5/12, 星期四
我去见癌症医生，他安排我从6/7开始作化疗。他说我的余生都需要作化疗。

5/24, 星期二
我去了医院。医生替我在左胸血管上安装了一个进口，用來注射化疗的药。他还检查了我腹部的伤口。

5/25-6/6, 星期三-星期一
这段时间，我準备自己去接受将要作的化疗。我吃高蛋白质的补品，如WHEY及饮料/小吃，及正殮来帮助我增加体重。

6/7, 星期二
早上九点，我去医院接受化疗。护士先替我注射了三种少量的药。她说这些药是为了减轻化疗副作用用的。然后，她替我注射了第一份大量的治癌药(二小时)及另一少量治癌的药。之后，她又替我注射了另一少量治癌的药。最后，她替我安装了一个可随身携带的泵来注射第二份大量的治癌药。她告訴我这药的注射时间是两天，要我两天后回來，她好将泵取下拿回。

6/8-6/20, 星期三-星期一
6/10 早上，第二份大量的治癌药注射完毕，我回去医院，让护士将泵取下拿回。
我对药的副作用反应较轻。我感到有点累、皮肤有时会痒、大便较稀、手指有发痳的感觉。除此之外，生活如常。
6/16 我去见癌症科医生。他说我的反应是正常的，以后化疗的反应大概也是如此。
验血的报告发现我的癌指数(CEA)是4.1，比手术前的38.5低了很多。正常人的CEA是4.7或少些。医生说这是好消息，但是还需等PET扫瞄后才能确定癌症的情况。

6/21-7/5, 星期二-星期二
6/21 我去医院接受第二次的化疗。
6/30 验血报告: 我的癌指数(CEA)下降到3.1。

7/12, 2016-3/13, 2017 我接受了第三至第二十次的化疗，每二星期一次；并作了三次PET scan检查。第三次的检查，发现癌细胞已有缩小减弱的现象。

心得:

1. 西医验血查出我有贫血；检查结肠，发现我有癌症，并在流血。这些资料，单用原始点医学是查不出來的。所以不能说西医的检查是无用的。同理，吃药、打针、开刀有时是需要的，不是无用的。

2. 手术完回家后，我每天早上都喝一杯浓姜汤。这是照原始点医学的建议做的。2016年12月后，增为早晚一杯。

3. 2016年12月，看了Fung医生，Hyman医生，和Masley医生的书，我也开始照他们的建议进食。

(待续)

www.ingramcontent.com/pod-product-compliance
Lightning Source LLC
Chambersburg PA
CBHW070408190526
45169CB00003B/1168